RAPPORT GÉNÉRAL

A M. LE PRÉSIDENT DU CONSEIL, MINISTRE DE L'INTÉRIEUR.

SUR

LES ÉPIDÉMIES

qui ont régné en France pendant l'année 1901.

FAIT AU NOM

DE LA COMMISSION PERMANENTE DES ÉPIDÉMIES DE L'ACADÉMIE DE MÉDECINE

PAR

M. le Dr TROISIER,

RAPPORTEUR

MELUN

IMPRIMERIE ADMINISTRATIVE

1904

ACADÉMIE DE MÉDECINE

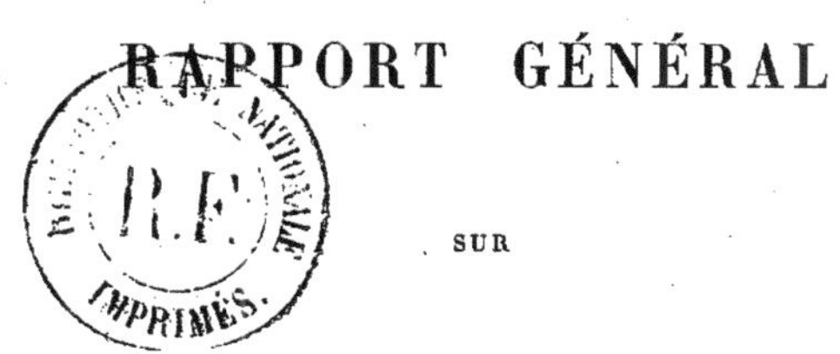

RAPPORT GÉNÉRAL

SUR

LES ÉPIDÉMIES

PENDANT L'ANNÉE 1901

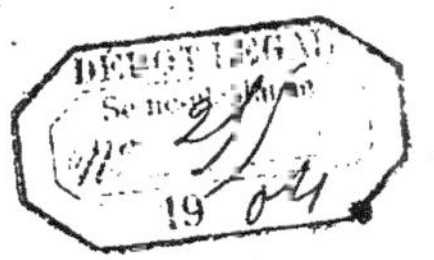

RAPPORT GÉNÉRAL

A M. LE PRÉSIDENT DU CONSEIL, MINISTRE DE L'INTÉRIEUR,

SUR

LES ÉPIDÉMIES

qui ont régné en France pendant l'année 1901,

FAIT AU NOM

DE LA COMMISSION PERMANENTE DES ÉPIDÉMIES DE L'ACADÉMIE DE MÉDECINE

PAR

M. le Dᵣ TROISIER,

RAPPORTEUR

MELUN

IMPRIMERIE ADMINISTRATIVE

1904

RAPPORT GÉNÉRAL

A M. LE PRÉSIDENT DU CONSEIL, MINISTRE DE L'INTÉRIEUR,

SUR

LES ÉPIDÉMIES

qui ont régné en France pendant l'année 1901,

FAIT AU NOM

DE LA COMMISSION PERMANENTE DES ÉPIDÉMIES DE L'ACADÉMIE DE MEDECINE

PAR

M. le Dr TROISIER, *rapporteur*.

MONSIEUR LE MINISTRE,

Le rapport que j'ai l'honneur de vous adresser, au nom de la Commission permanente des épidémies (1), n'a pas seulement pour objet de vous faire connaître les maladies qui ont régné en France dans le cours de l'année 1901 ; il a encore pour but d'attirer votre attention et par suite votre sollicitude sur le fonctionnement du service des épidémies.

Il y aurait assurément un très grand intérêt à être

---

(1) Composée de MM. HÉRARD, RAILLIET, LAVERAN, JOFFROY, JOSIAS, TROISIER.

éclairé d'une façon exacte et complète sur la situation sanitaire de notre pays, et de pouvoir dresser, année par année, un tableau fidèle des maladies épidémiques. Il serait alors possible d'inscrire sur la carte de France chacune de ces épidémies et de montrer d'une façon expressive leurs foyers d'origine, leur extension et leur gravité. Ces graphiques, qui seraient comparables avec ceux des années précédentes, constitueraient des données d'une inestimable valeur, si l'on pouvait les obtenir suffisamment exacts.

Il n'y faut pas songer actuellement, tant sont incomplets et insuffisants les documents qui nous sont transmis. Tous mes prédécesseurs sans exception se sont plaints de cet état de choses. Je ne puis qu'ajouter mes doléances aux leurs.

La loi du 3o novembre 1892 et l'arrêté ministériel du 23 novembre 1893 ne sont pas appliqués. La déclaration des maladies épidémiques n'est pas régulièrement faite.

Les médecins des épidémies eux-mêmes se plaignent de cette négligence. « Ce n'est que pour obéir à la loi, écrit l'un d'eux au commencement de son rapport, et sans aucun espoir de faire œuvre utile, que j'établis mon rapport sur les épidémies qui ont régné dans l'arrondissement. La grande majorité des médecins, en dépit d'avertissements trop paternels, continue à ne pas déclarer les maladies contagieuses. 3 ou 4 seulement sur 25 se conforment à la loi. Quel intérêt peuvent présenter leurs déclarations? »

Un autre : « Je dois encore commencer ce travail par l'aveu d'impuissance où nous met le vice d'organisation du service des épidémies. Les renseignements sur lesquels nous étions en droit de compter nous font absolument défaut. Les bureaux de la sous-préfecture n'ont en effet reçu pour 1901 que 30 bulletins de déclarations de maladies épidémiques dont la plus grande partie émane de moi-même. Ce chiffre suffit à prouver, étant donné la population de l'arrondissement (63.800 habitants), que, même avec un état sanitaire satisfaisant, presque tous les médecins négligent de se conformer à l'arrêté ministériel. Le médecin des épidémies ne peut donc compter pour la rédaction de son rapport que sur ses observations personnelles et la complaisance de quelques confrères. »

Je me hâte d'ajouter que cette négligence n'est pas générale. Un bon nombre de nos confrères, pénétrés du rôle social que le médecin est appelé à remplir, nous adressent non seulement des documents statistiques, mais des rapports où toutes les maladies épidémiques observées dans leurs circonscriptions sont passées en revue et étudiées dans leur genèse et leur propagation. Nous adressons nos éloges, au nom de l'Académie, à tous ces zélés et modestes collaborateurs et nous les remercions du dévouement avec lequel ils remplissent leurs fonctions de médecins des épidémies.

Nous remercions également ceux de nos confrères de l'armée qui nous ont adressé d'intéressants rapports sur quelques épidémies de garnison.

Ce rapport est divisé en deux parties. La première est consacrée à l'examen de l'état sanitaire de la France en 1901 ; la seconde à l'exposé de quelques vœux relatifs au fonctionnement du service des épidémies.

Il se termine, Monsieur le Ministre, par la liste des récompenses que la Commission permanente vous propose d'accorder aux médecins des épidémies dont elle a distingué les travaux ou apprécié les services.

I

APERÇU DE L'ÉTAT SANITAIRE DE LA FRANCE EN 1901

Faute de pouvoir établir un tableau général des épidémies qui ont régné en France dans le cours de l'année 1901, je me contenterai de passer en revue les principaux foyers signalés dans les rapports qui nous sont parvenus. Je donnerai en outre une courte analyse des réflexions et remarques qui accompagnent la relation de ces épidémies.

Fièvre typhoïde. — L'épidémie de fièvre typhoïde de Besançon a fait l'objet de deux rapports qu'il est intéressant de rapprocher, l'un de M. le médecin-major Olivier, l'autre de M. le Dr Baudin, directeur du bureau d'hygiène à Besançon. Je me hâte de dire que les deux relations sont concordantes.

Le premier cas de fièvre typhoïde apparut dans la garnison le 19 août, et le dernier le 19 septembre. En l'espace d'un mois 76 hommes furent atteints; il y eut 4 décès.

La garnison de Besançon comprend 5.200 hommes environ; les différents corps de troupe sont répartis dans 16 casernements, dont les uns reçoivent les eaux d'Aglans et les autres, en plus grand nombre, les eaux d'Arcier. M. Olivier fait remarquer que l'épidémie est restée limitée aux casernements alimentés en eau d'Arcier, comme les épidémies précédentes de 1861, 1873, 1886, 1893, 1894 et 1895. Les analyses bactériologiques ont démontré que cette eau, au moment de l'épidémie, était polluée par un coli-bacille très virulent, sans bacille d'Éberth. Les eaux d'Arcier prennent leur origine sur le plateau de Nancray, d'une altitude de 420 mètres. Le captage et la canalisation ne laissent rien à désirer. Mais il est probable que les eaux de surface se rendent par des failles dans la nappe d'eau souterraine qui alimente les sources. L'épidémie a débuté quinze jours après un violent orage qui a éclaté le 1ᵉʳ août, après une longue période de sécheresse. C'est très certainement à cette date que les eaux d'Arcier ont été contaminées.

En ville, le premier cas fut constaté le 20 août, mais l'invasion devait être reportée au 14 ou 15 août, le malade ayant déjà des taches rosées. Du 23 au 30 août, il se produisit 91 cas; ce qui donne tout d'abord, comme le dit le Dʳ Baudin, l'impression d'une épidémie d'origine hydrique. Et c'est bien la conclusion de son travail. En voici une nouvelle preuve: l'épidémie paraissait enrayée dès les premiers jours de septembre; les 11, 12 et 13 septembre survenaient des pluies abondantes sur toute la région et par conséquent sur le plateau alimentant la source d'Arcier, et 10 nouveaux cas de fièvre typhoïde se déclarèrent du 28 septembre au 12 octobre, c'est-à-dire quinze à vingt jours après une nouvelle contamination de l'eau.

Au total l'épidémie se chiffre par 128 cas, tant civils que militaires, ayant occasionné 18 décès. En tenant compte des cas civils non déclarés et que l'on peut évaluer à 50 p. 100, le nombre réel serait de 160 environ. La mortalité a été plus forte en ville que dans la garnison.

Toutes les épidémies de fièvre typhoïde qui ont éclaté à Besançon depuis quarante ans reconnaissant pour cause la contamination accidentelle des eaux d'Arcier, le Dʳ Baudin a proposé les mesures prophylactiques suivantes: organiser des postes de surveillance dans les villages suspects du plateau de Nancray par des médecins cantonaux qui seraient chargés de déclarer les cas de maladie et de faire procéder aux désinfections nécessaires; procéder périodiquement, surtout après chaque grande crue, à l'analyse bactériologique des eaux; engager la population à faire bouillir l'eau toutes les fois qu'elle devient trouble; substituer l'eau d'Aglans (qui est toujours restée indemne) à l'eau d'Arcier dans toutes les casernes qui n'en sont pas encore pourvues.

Le Dr Caillet (d'Amboise) a adressé un intéressant mémoire sur la fièvre typhoïde à Amboise de 1896 à 1901. Il étudie trois épidémies qui se sont produites dans la partie vieille de la ville où presque tous les immeubles sont pourvus de puits voisins des latrines. Le sol sur lequel Amboise est bâti est formé de terrains d'alluvions, essentiellement perméables et qui doivent être imprégnés depuis de longues années par la filtration permanente du liquide des fosses d'aisance. Aussi les épidémies se produisent-elles à la suite d'une période assez longue de sécheresse, lorsque la nappe d'eau qui alimente les puits est très basse. Ce sont à proprement parler, comme le dit M. Caillet, des épidémies de puits, et, pour chacune des trois épidémies en question, il a pu en déterminer exactement le point de départ et y porter immédiatement remède en supprimant la cause. Celle de 1897 (11 cas, 1 décès) s'est produite dans un rayon de 25 à 30 mètres au pourtour d'un puits communal dont l'eau renfermait le coli-bacille. Celle de 1900 (8 cas, 1 décès), très limitée, reconnaissait également pour cause la contamination d'un puits. Celle de 1901, plus importante que les précédentes (43 cas), peut être attribuée à l'usage de l'eau d'un puits banal, qui, d'après l'analyse faite par le Dr Barnsby (de Tours), contenait le coli-bacille et le bacille d'Eberth et qui renfermait une proportion de matières organiques considérable.. 20 personnes furent atteintes dans la même rue, elles avaient toutes fait usage de cette eau. L'épidémie resta circonscrite au quartier et dura trois mois (juillet, août, septembre). Quelques-uns des malades n'avaient bu qu'une seule fois l'eau de ce puits contaminé. Remarque intéressante, les domestiques d'un hôtel qui buvaient l'eau de ce puits furent atteints (3 sur 5) tandis que l'hôtelier et sa famille (6 personnes) qui buvaient de l'eau d'un autre puits restèrent indemnes. — M. Caillet considère ces épidémies comme une nouvelle démonstration de la transmission de l'élément pathogène par l'eau de boisson.

Pour expliquer l'éclosion des épidémies, notre confrère admet que les oscillations du niveau de la nappe d'eau souterraine sont éminemment favorables au réveil de la virulence du bacille, conditions réalisées à Amboise en raison de la proximité de la Loire qui tantôt coule à pleins bords et tantôt est presque à sec.

Comment remédier au danger permanent créé dans la ville d'Amboise par l'ensemble des puits qui fournissent une eau détestable? M. Caillet propose l'utilisation de l'eau de la Loire en s'entourant des meilleures conditions de captation et en ne la livrant que filtrée aux habitants, l'eau de source faisant défaut dans un rayon accessible.

Le Dr Bertin (de Nantes) relate une épidémie de fièvre typhoïde qui s'est développée dans des circonstances telles que son origine a pu être déterminée avec précision. Le 21 juillet, 66 personnes se réunissaient au Lineau pour fêter un mariage. Les libations furent abondantes, on fit usage pour couper le vin d'une eau fournie par une fontaine. Le 5 août, c'est-à-dire quatorze à quinze jours après le banquet, le marié et la mariée tombent malades. Quinze autres personnes sont également atteintes du 5 au 12 août, c'est-à-dire après une incubation de quatorze à vingt-un jours. Six succombèrent; la mariée fut une des victimes. Les signes cliniques et le séro-diagnostic ne laissaient aucun doute sur la nature de la maladie : il s'agissait bien d'une épidémie de fièvre typhoïde. L'examen bactériologique de l'eau de la fontaine fait par le Dr Rappin n'y décela pas le bacille d'Eberth, mais cet examen n'a été fait que vingt-six jours après la consommation de l'eau suspecte. Elle contenait des colonies coli-bacillaires et elle offrait nettement la réaction de l'indol, preuve de la présence des germes putrides. Voici quelles sont les conclusions de M. Bertin : « Considérant les coli-bacilles et les toxines qui en dérivent comme les véritables agents typhogènes, nous pouvons nous rallier à la théorie émise par MM. Rodet et Roux (de Lyon) qui veut que l'étiologie de la fièvre typhoïde repose, dans la grande majorité des cas, plutôt sur la contamination continue des eaux alimentaires par les déjections humaines que sur la présence absolue et constante du bacille d'Eberth. » Le *B.* d'Eberth ne serait que le *B. Coli-commune* transformé et à virulence exaltée.

Le Dr Cerné (de Rouen) a fait une enquête sur une épidémie de fièvre typhoïde à Barentin, signalée par le Dr Deshayes. Du 1er juillet 1900 au 1er février 1901, il y a eu 41 cas, dont 6 décès. Presque tous les cas ont été observés dans l'agglomération ouvrière groupée autour d'une usine. MM. Cerné et Deshayes attribuent cette épidémie à la contamination des sources qui fournissent l'eau d'alimentation à la cité ouvrière. Une épidémie analogue s'était déclarée en 1889. Il importait d'améliorer le captage et la canalisation des sources par des travaux que le directeur de l'usine a promis d'exécuter.

Dans son rapport sur une épidémie de fièvre typhoïde survenue dans une commune de l'arrondissement des Andelys, le Dr Rayer s'exprime ainsi à propos de la malpropreté des habitants. Je tiens à citer textuellement : « Il y a trois mares dans le pays, lesquelles sont entretenues par les eaux de pluie qui se rendent à elles après avoir lavé les chemins et les cours encombrées de fumiers. Chaque ménage va laver son linge aux différentes mares et c'est avec l'eau de ces mares qu'on fait le cidre ; car cette idée persiste encore chez le paysan que le cidre est bien meilleur lorsqu'il est fabriqué avec de telles eaux. La même sert également aux usages domestiques ; c'est avec elle aussi que sont lavés les récipients et les brocs dans lesquels le lait est expédié sur Paris ». Comme mode possible de contagion, notre confrère cite le fait suivant : « Il m'a semblé, dans un cas, que la maladie avait été communiquée par le lait, venant de chez une fermière qui donnait ses soins à son mari et ne se lavait jamais les mains avant de traire ses vaches ». M. Rayer, bien secondé par le maire, indiqua les mesures à prendre, et l'épidémie ne fit pas de progrès (9 cas, 3 décès).

Le Dr Rayer a étudié une autre épidémie de fièvre typhoïde dans une localité où elle est endémique depuis le 8 septembre 1899. L'apparition de la fièvre typhoïde dans ce hameau qui ne comprend que 109 habitants a pu être fixée avec précision, car cette maladie ne s'y était pas montrée, paraît-il, depuis plus de quarante ans. Le premier cas fut observé chez une marchande foraine qui avait contracté le mal dans ses tournées. Les suivants se succédèrent à intervalles assez éloignés, sans jamais déterminer de foyer épidémique. Du mois de septembre 1899 au mois de septembre 1901, il se produisit 11 cas, dont 4 suivis de décès. Sans avoir pu suivre la filiation des faits, le Dr Rayer pense avec raison que le village a été contaminé par la marchande foraine dont les déjections, jetées sur les fumiers, ont ensemencé les puits à fleur de terre et les fontaines. L'histoire de cette endémie est très instructive.

La ville du Havre, où la fièvre typhoïde est endémique, a été relativement épargnée en 1901. Il n'y a eu que 70 décès et l'épidémie de 1900 n'a pas été suivie d'une reprise en 1901, comme on pouvait le craindre (Dr Frottier).

A Lille, la fièvre typhoïde a régné à l'état de véritable épidémie (205 cas, 34 décès). Les causes ont été multiples : usage de l'eau d'Emmerin qui contenait le coli-bacille à certaines époques de l'année ; ailleurs, usage de l'eau de puits qui est toujours suspecte à Lille (Dr Gorez).

Le Dr Boutleux signale 114 cas de fièvre typhoïde dans l'arrondissement de Béthune, disséminés dans 15 communes. Notre confrère attribue l'éclosion de la maladie à l'usage de l'eau ; il met sur le compte de la contagion un certain nombre de cas et réclame avec insistance l'application des mesures prophylactiques (désinfection) qui est toujours trop lente à son gré.

Le bataillon du 73ᵉ régiment d'infanterie évacué de Béthune et cantonné dans un fort près de Calais a fourni 10 cas. Le bataillon était isolé dans le bastion avec interdiction absolue aux hommes d'entrer en ville. Cet isolement a été strictement maintenu et la population n'a pas été contagionnée.

Une petite épidémie (30 cas) a sévi dans une commune du Pas-de-Calais située au voisinage des sources de Guines qui alimentent la ville de Calais. Ces eaux ne furent pas contaminées, grâce à une surveillance sévère.

Les cas déclarés de fièvre typhoïde pour le département des Alpes-Maritimes sont de 207 et les décès au nombre de 66. Mais, comme le fait remarquer le Dʳ Balestre, tous les cas de fièvre typhoïde n'ont pas été déclarés ou ont été considérés comme des cas de grippe à forme intestinale. L'épidémie de Cannes qui a produit 25 décès doit être considérée comme une épidémie de fièvre typhoïde. A Vallauris, une épidémie de 37 cas, avec 3 décès.

Le Dʳ Alirol fait remarquer que la fièvre typhoïde est endémique dans un certain nombre de communes de l'arrondissement du Puy, en raison de la malpropreté domestique et de l'absence à peu près complète d'eau potable. Il est en mesure d'affirmer que, dans un hameau où régnait la fièvre typhoïde, les chemises des malades étaient lavées près du puits et rincées dans le seau servant à monter l'eau.

Le Dʳ Pujos signale à Auch une épidémie de caserne ayant déterminé 22 cas dont 3 suivis de décès : la population civile de la ville est restée absolument indemne. Cette épidémie locale est attribuée à l'eau d'un puits dont un certain nombre d'hommes s'étaient servis, malgré la défense qui en avait été faite.

A propos d'une épidémie de maison pouvant être attribuée à l'usage de l'eau d'un puits recevant des infiltrations suspectes, le Dʳ André (de Toulouse) dit avec raison «qu'il est bien difficile, quoique la notion en soit répandue, de faire comprendre à un certain public qu'une eau limpide et de saveur agréable peut être contaminée ».

Dans une commune de l'arrondissement de Saintes, la fièvre typhoïde a sévi pendant toute l'année et a déterminé 12 décès sur 44 cas. Le Dr Chauvet se plaint vivement de l'insouciance de la municipalité qui n'a voulu prendre aucune mesure pour remédier à l'état insalubre du village.

Le Dr Albert Lévy, médecin-major, a signalé une petite épidémie qui a sévi au 42e régiment d'infanterie, de novembre 1900 à janvier 1901, en même temps que des cas se montraient dans la population civile de Belfort et dans les villages voisins. L'auteur pense que cette épidémie s'est développée à la suite de pluies prolongées et torrentielles qui ont vraisemblablement, par un mécanisme maintes fois relevé en pareil cas, fait pénétrer de l'eau de fumier ou d'épandages dans les prises.

Le Dr Ollivier (de Dinan) a envoyé un rapport spécial sur un certain nombre de cas de fièvre typhoïde qui se sont montrés parmi les matelots et passagers de la goëlette «La Fauvette» dix jours après son atterrissement. Ce navire avait fait le trajet de Terre-Neuve à Saint-Servan. La traversée avait duré vingt jours et s'était opérée dans de bonnes conditions, sans aucun cas de maladie sérieuse à bord. «La Fauvette » transportait 108 individus, 15 furent atteints et 5 succombèrent. Quelle était la cause de cette épidémie? On a appris qu'il existait des cas de fièvre typhoïde à Terre-Neuve au moment du départ de «La Fauvette». Mais, comme le fait observer M. Ollivier, il est impossible d'admettre cette origine, puisque les premiers cas se sont déclarés dix jours après l'atterrissement et trente jours après le départ de Terre-Neuve, l'incubation de la fièvre typhoïde ne dépassant pas une quinzaine de jours. Il est donc vraisemblable que l'épidémie est née à bord. Peut-être la provision d'eau de boisson emportée de Terre-Neuve était-elle contaminée?

Variole. — Le Dr Balestre enregistre dans son rapport 221 cas de variole pour le département des Alpes-Maritimes ; Nice en fournit 217, avec 40 décès. La dernière épidémie de variole à Nice remonte à l'année 1887, mais depuis cette époque quelques cas sporadiques ont été constatés chaque année. Une épidémie éclate en janvier 1900 et se prolonge jusqu'en juillet ; on y relève 152 cas ; accalmie jusqu'au 15 août 1901. C'est alors qu'apparaît l'épidémie actuelle : un premier foyer se produit dans un quartier de la vieille ville (60 cas) ; un foyer secondaire dans le voisinage (8 cas) ; le reste de la ville fut atteint à son tour, les cas y ont été disséminés. Le point de contact entre les deux groupes d'habitants (la vieille ville et la nouvelle) a eu lieu au marché ; «il est de notoriété publique, dit M. Balestre, que des varioleux, incomplètement débarrassés de leurs croûtes, y venaient chaque matin». Les mesures prophylactiques n'ont pas été prises avec la rigueur suffisante, au début de l'épidémie. Le service des revaccinations a été très lent à s'organiser, et, ce qu'il y a de déplorable, c'est que la plupart des indigents se refusaient à la revaccination. Ainsi s'expliquent la durée et l'intensité de l'épidémie. — M. Balestre fait observer, en terminant, qu'il n'y a pas eu un seul cas de variole dans la garnison.

Le Dr Évrard (d'Épernay) relate une épidémie de variole qui a éclaté à Épernay le 28 juin et s'est prolongée jusqu'au 11 août. 14 personnes furent atteintes. Le 13 septembre des vanniers voyageant dans une roulotte importent de nouveau la variole dans la ville. Notre confrère suppose que la première épidémie a été importée de la même façon. La partie de son rapport relative à la dissémination de la variole par les chemineaux mérite d'être citée. « Les vanniers venant de Château-Thierry avaient contracté la variole dans une maison de villageois, aux environs de Meaux ; dans cette maison étaient couchés deux varioleux, tout le monde y entrait à volonté. A Château-Thierry ces mêmes vanniers se sont vu refuser l'admission à l'hôpital de leur premier malade, sous prétexte qu'il n'y avait pas de service d'isoement (service bien facile à improviser cependant) et furent invités à gagner Épernay où une installation meilleure leur était signalée. » De pareils faits ne devraient pas se produire. La municipalité d'Épernay s'est émue et elle n'a autorisé les marchands forains, saltimbanques et autres nomades à séjourner sur les places publiques que s'ils justifiaient d'une vaccination ou revaccination récente de tout leur personnel. — Grâce aux revaccinations faites au nombre de 2.000, l'épidémie de variole s'est éteinte. Elle avait fait 4 victimes sur 20 cas.

M. le Dr Hoël signale à Reims 10 cas de variole importée des départements voisins. Grâce aux mesures prophylactiques prises par le bureau d'hygiène, ces cas sont restés isolés. — La sucrerie de Merval près de Fismes a été le siège d'un petit foyer. De nombreuses vaccinations et revaccinations ont été pratiquées dans les villages avoisinants. « Mais les chemineaux, dit M. Hoël, qui passent par la sucrerie, n'en restent pas moins un danger pour les villages et surtout pour Reims où ils trouvent l'hospitalité de l'asile de nuit. » Observation à rapprocher de celle de M. Evrard, citée plus haut.

A Verdun, 18 cas de variole, dont 2 décès. A Ligny-en-Barrois, épidémie ayant déjà atteint 11 personnes et produit un décès lorsque le Dr Ficatier (de Bar-le-Duc) écrivait son rapport. La variole fut apportée dans cette commune par une femme venant de Verdun ; elle contamina la maison où elle était descendue (3 personnes furent atteintes), et, comme aucune précaution ne fut prise, la variole se répandit dans tous les quartiers ouvriers de Ligny. Le Dr Ficatier se plaint que le service des épidémies n'ait été prévenu que dix jours après l'apparition du premier cas.

Le Dr Blanquinque signale une épidémie de variole à Laon,

et il termine son rapport par les réflexions suivantes : « Cette épidémie ne fait que confirmer l'opinion que j'ai déjà émise : à savoir que la contagion de la variole est objective et non pas atmosphérique. Pendant les années 1887, 1888 et 1889, j'ai étudié plusieurs épidémies et j'ai pu suivre, pas à pas et jour par jour, le développement de la maladie : les varioleux vont chercher eux-mêmes le mal qui les atteint, en pénétrant dans la chambre des malades pour les visiter, ou bien c'est un objet, un vêtement contaminé qui les infecte. Pour la contagion, il faut donc la présence réelle du varioleux ou des objets à son usage. Dans les grandes villes, il est absolument impossible de faire de pareilles enquêtes, et l'on comprend les divergences des hygiénistes sur le périmètre de protection à donner aux pavillons d'isolement. Le pavillon de l'Hôtel-Dieu de Laon est situé à 37 mètres des salles de chirurgie et jamais il ne s'est produit un cas de contagion parmi mes opérés. » (Il n'y a bien entendu aucune communication entre les services). M. Blanquinque résume ses observations par cette phrase : « Isolement des varioleux, désinfection et revaccination, voilà en trois mots toute la prophylaxie de la variole. »

M. le Dr Foucault relate dans son rapport une épidémie de variole à Fontainebleau. C'est encore un chemineau qui l'a importée dans cette ville. Cet homme avait quitté l'hôpital d'Étampes le 27 février ; il arrive à Fontainebleau le 6 mars et couche au refuge. Il erre dans la ville toute la journée du 7, on le retrouve le soir étendu sur le trottoir, et on le réintègre au refuge. Le 8 au matin, on découvre qu'il est atteint de variole, on le transporte à l'hôpital et il succombe au bout de quelques heures. Le 22 mars, le commissaire de police, qui habite une dépendance de l'hôtel de ville où l'on a installé le refuge, est atteint de variole et meurt. Le 25, un cantonnier, qui a pénétré dans le refuge lorsque le chemineau y a été amené, tombe malade et meurt. Le même jour, un homme qui avait aidé à transporter le chemineau était également atteint. Puis, une cabaretière chez laquelle le chemineau s'était arrêtée dans la journée du 7; et enfin un maçon qui s'était approché du chemineau. Voilà une filiation qui démontre nettement comment la contagion s'est opérée. Une seule famille fut atteinte secondairement sans qu'on ait pu découvrir le mode de contamination, et l'épidémie s'arrêta grâce aux mesures qui furent prises (désinfection, isolement, revaccinations).

Épidémie de variole à Tours (Dr Meunier). Cette épidémie a débuté en novembre 1900 par un cas originaire de Paris. Elle s'étendit progressivement aux différents quartiers de la ville ; elle dura neuf mois. Il y eut 160 cas déclarés, dont 33 décès, soit une mortalité de 20 p. 100. Les vaccinations et revaccinations ont été opérées en grand nombre. On a aménagé un pavillon d'isolement à l'hôpital. Mais en ville l'isolement est-il possible ? M. Meunier fait remarquer que les convalescents circulent dans leur quartier avant que la desquamation ne soit terminée, et que quelques-uns reprennent leurs occupations et contribuent ainsi à disséminer les germes morbides. La désinfection des logements est loin d'être une garantie suffisante contre la propagation de la maladie.

La variole figure pour 25 cas dans la statistique de l'arrondissement de Meaux. Importée à Congis par une personne qui l'avait contractée à Paris, elle a atteint 11 habitants de cette commune.

Le Dr Pic, à propos de quelques cas de variole traités à l'hôpital de la Croix-Rousse (Lyon), signale le danger de la contamination par le linge et cite un cas de contagion chez un employé de la buanderie. Il est de toute nécessité que le linge soit désinfecté avant d'être lessivé.

Le Dr Rayer signale une épidémie de variole à Romilly-sur-Andelle (Eure) en mars et avril. Elle a été importée dans le pays par une femme qui l'avait contractée dans l'Yonne. Grâce aux revaccinations et aux mesures qui ont été prises, la variole qui avait déjà atteint 14 personnes ne fit pas de progrès.

Dans l'arrondissement d'Autun, le Dr Boquin relève 10 cas de variole, dont un décès. Déjà, dans son rapport de 1900, le Dr Boquin avait signalé un certain relâchement dans l'application de la loi scolaire qui prescrit la vaccination avant l'entrée dans les écoles et la revaccination à 10 ans. Ces négligences, dit-il, ont porté leurs fruits ; quelques cas de variole ont été observés chez des enfants non vaccinés; il y a eu 2 cas de mort.

Dans son rapport sur l'état sanitaire de l'arrondissement de Lisieux, le Dr de Lacroix constate que la variole a été signalée sur tous les points de l'arrondissement : 55 cas ont été déclarés. La revaccination a été imposée à tous les indigents inscrits au bureau de bienfaisance.

Le Dr de Lacroix a fait une enquête sur une épidémie de variole qui a sévi dans la commune de Canon, près Mézidon. Il a pu suivre la filiation des cas depuis l'importation du premier dans la commune par un habitant venant d'Alençon où il était allé soigner son fils atteint de variole. Il y eut 20 cas, dont 7 décès.

Quelques cas de variole sont signalés dans l'arrondissement de Falaise.

La variole est signalée sur différents points du département du Nord. « Importée à Sin (arrondissement de Douai) au mois d'avril, par une vieille femme venant de Paris, elle s'y est propagée et a gagné les communes voisines; plus de 150 cas sont arrivés à la connaissance du médecin inspecteur, répartis en 12 communes, et avec plus de 20 décès » (Dr Sockeel). A Lille, 23 cas de variole.

Le Dr Moulonguet signale une épidémie de variole à Amiens. Du mois d'octobre 1901 au mois d'avril 1902, il a été soigné 50 cas de variole à l'Hôtel-Dieu. Il y aurait eu plus de 100 cas en ville. Des revaccinations ont été pratiquées en masse.

3

Une épidémie de variole, importée par une convalescente qui venait de Paris, a éclaté dans une commune de l'arrondissement* de Péronne. Sur 351 habitants, 14 furent atteints et 4 succombèrent. Le Dr André fait remarquer que les revaccinations en temps d'épidémie sont souvent insuffisantes à arrêter la maladie. Il réclame la revaccination décennale obligatoire.

Scarlatine. — Le Dr Colin signale une épidémie de scarlatine à Quimper. Ayant débuté par la ville en septembre, elle gagna en novembre le lycée où 14 cas se produisirent : il fut licencié. Un autre établissement, le pensionnat Sainte-Marie, qui compte plusieurs centaines d'élèves internes, fut également atteint ; mais, dès qu'un enfant présentait les prodromes de la maladie, il était renvoyé dans sa famille. C'est ainsi, dit M. Colin, que se sont créés dans les environs de Quimper divers foyers, notamment ceux de Plogonnec (105 cas) et d'Audierne (191 cas). A Quimper, il n'y a eu que 27 cas déclarés et 2 décès. Mais ces chiffres n'expriment pas la réalité, les cas intérieurs survenus dans les établissements d'enseignement n'ayant pas été portés au registre statistique, mais seulement signalés à l'inspecteur d'académie.

Le Dr Hébert a adressé la relation d'une épidémie de scarlatine à Audierne (Finistère). Elle dura trois mois (octobre, novembre, décembre) et détermina 4 décès sur 191 cas déclarés. Cette épidémie est restée limitée à Audierne où l'on n'avait pas observé de scarlatine depuis l'épidémie de 1896. Comment la scarlatine a-t-elle pénétré dans Audierne? En dépit d'une enquête minutieuse, M. Hébert n'a pu découvrir la preuve indéniable d'une importation. Mais, comme Audierne est en rapports fréquents avec le port militaire de Lorient où sévissait la scarlatine, il est probable que la contamination s'est faite par des marins de l'État de passage à Audierne. Quoi qu'il en soit, la scarlatine devait trouver dans cette commune les conditions les plus propices à son développement. Notre confrère fait un tableau qui n'est que trop réel de la malpropreté de l'habitation : « Étroitesse des chambres abritant jusqu'à 10 personnes, encombrement, ouvertures insuffisantes, malpropreté invraisemblable du mobilier, des planchers et des murs qui disparaissent sous une couche de crasse invétérée, accumulation d'ordures dans les chambres, alimentation défectueuse, voilà le *modus vivendi* de l'habitant, quelque profession qu'il exerce, qu'il soit ouvrier ou marin-pêcheur ». L'épidémie a sévi avec intensité dans les bas quartiers où se trouvent réunies toutes les causes d'insalubrité et qui avaient fourni le plus de décès au cours de l'épidémie de choléra de 1885-1886. Nombre d'enfants ne se sont pas alités, beaucoup retournaient à leurs jeux pendant la période de desquamation, ni isolement, ni désinfection, voilà qui explique l'extension de l'épidémie à toute la ville. Le Dr Hébert se plaint justement qu'aucune mesure prophylactique n'ait été prise, malgré ses avis.

A propos d'une épidémie de scarlatine observée dans la garnison de Nancy, M. le médecin-major H. Comte appelle l'attention sur le mode de diffusion des épidémies par le séjour des douteux dans les infirmeries régimentaires, et par des cas méconnus, voire par des angines, dont l'extrême abondance dans les milieux scarlatineux doit faire suspecter l'origine.

Le Dr Reumaux relève 72 cas de scarlatine dans l'arrondissement de Dunkerque, dont 54 pour la ville ; notre confrère ajoute qu'ils ont été moins nombreux que l'année précédente. Il attribue cet état endémique au préjugé de la population qui, ne voyant dans la scarlatine qu'une maladie bénigne, refuse toute mesure prophylactique et en particulier la désinfection des locaux contaminés.

Le Dr Mignot (de Chantelle) signale une épidémie de scarlatine qui a sévi avec intensité dans une commune de l'arrondissement de Gannat. Sur 766 habitants, 105 ont été atteints en moins de quinze jours. A l'école des garçons, sur 35 élèves, 25 ont été malades ; à l'école des filles, 26 sur 40 élèves. L'épidémie s'est éteinte rapidement.

Les bâtiments scolaires ont été désinfectés et fermés pour une période de quarante jours.

Une petite épidémie de scarlatine est signalée à Saintes. Ayant débuté à la caserne, elle s'est répandue dans la population et a atteint 80 personnes ; 3 décès (D^r des Mesnard).

Rougeole. — Le Dr H. Desgranges (de Marchenoir) donne la relation d'une épidémie de rougeole qu'il caractérise du nom d'épidémie scolaire. Il fait une remarque intéressante : l'épidémie resta circonscrite à l'école des filles et ne se propagea point immédiatement à l'école des garçons qui n'est séparée de la précédente que par un mur. C'est par la contagion dans les familles (entre frères et sœurs) que M. Desgranges explique les premiers cas observés à l'école des garçons.

Grippe. — Le Dr Legros signale une épidémie de grippe qui a sévi à Rochefort pendant les quatre premiers mois de l'année. Il estime qu'elle a atteint quatre à cinq mille personnes. Il n'y a eu que 43 décès.

Le Dr Pic (de Lyon) dit dans son rapport que la grippe est apparue sur tous les points du département du Rhône.

Diphtérie. — MM. Thierry et Bertail ont adressé la relation d'une épidémie de diphtérie, observée dans le canton d'Ancy-le-Franc (Yonne).

L'épidémie prit naissance dans le village d'Argenteuil, à la suite de l'arrivée d'une enfant contaminée à Dijon. Elle s'est étendue aux communes voisines, et, du 2 juillet 1900 au 9 mars 1902, MM. Thierry et Bertail ont traité, au moyen du sérum antidiphtérique, 79 personnes, sur lesquelles 2 seulement ont succombé. Ces deux malades n'avaient été soignés qu'au quatrième et au sixième jour.

A l'apparition des premiers cas, nos confrères ont averti les habitants de la gravité de la diphtérie et ils les ont engagés à les faire appeler dès le début de l'affection : c'est ainsi que la plupart des personnes atteintes ont pu être traitées hâtivement par le sérum.

M. Roux, en présentant le travail de MM. Thierry et Bertail à l'Académie, résumait dans les termes suivants les résultats du traitement de la diphtérie par le sérum antidiphtérique : « On ne saurait trop le dire et le redire, le sérum antidiphtérique empêche l'action du poison diphtérique tant que celui-ci n'est pas fixé sur les éléments cellulaires ; mais, lorsque la combinaison de la toxine et des cellules nerveuses, par exemple, est réalisée, l'antitoxine ne peut plus la défaire. Alors le mal est accompli ; le sérum ne peut que le limiter ; les fausses membranes se détachent, la guérison paraîtra assurée, lorsque surviennent, après quelques jours, les paralysies, les troubles de la respiration et de la circulation, souvent suivis de mort ».

MM. Thierry et Bertail ont en outre pratiqué des injections préventives de sérum antidiphtérique chez les personnes qui se trouvaient en contact avec les malades. Une seule a contracté la diphtérie cinquante-quatre jours après l'injection préventive.

Le Dr Gauthier relève 65 cas déclarés de diphtérie dans l'arrondissement de Charolles, — 45 cas en dehors de Charolles, ayant donné 15 décès, et 20 cas pour la ville de Charolles, — en l'espace de deux mois ; cette petite épidémie ne fut pas très grave, il n'y eut pas de décès, grâce sans doute au traitement par le sérum. Notre confrère a pratiqué en outre des injections préventives sur 150 enfants. M. Gauthier cite le fait suivant comme exemple de vitalité du germe diphtérique : « Depuis vingt-cinq ans, j'observe une maison où le germe diphtérique n'a jamais cessé d'exister. A cinq reprises différentes, assez espacées l'une de l'autre, j'ai vu s'y produire la diphtérie, alors que les autres habitations du village en ont toujours été indemnes. Les cas se produisent à chaque changement de locataires ; chaque famille nouvelle venue y paie son tribut à la diphtérie. Des tentatives de désinfections, probablement insuffisantes, ont été pratiquées différentes fois sans changer cette situation ».

Le Dr Pic signale 3oo cas de diphtérie à Lyon, avec une mortalité de 20 p. 100, « malgré les injections de sérum ». Notre confrère demande que tout chef-lieu de canton soit muni d'une provision de sérum antidiphtérique ; il réclame la surveillance des transports en commun, les diphtériques étant souvent amenés à l'hôpital par le tramway ou le chemin de fer, sans désinfection consécutive.

Le Dr Mathieu (de Vassy) relate 2 épidémies de diphtérie qui ont donné l'une et l'autre une mortalité élevée. Dans un village de 28o habitants, il y eut 6 cas et 4 décès ; dans un autre de 5oo habitants, 4 cas, 2 décès, Le traitement par le sérum antidiphtérique n'a été appliqué que tardivement.

Le Dr Allot (de Montluçon) relate en ces termes, qui méritent d'être cités textuellement, une épidémie de diphtérie qui a sévi dans une commune de l'arrondissement : « L'épidémie a débuté le 21 octobre. L'enfant qui a été atteinte la première est une petite fille qui a continué à aller en classe pendant quelques jours, malgré un grand mal de gorge. Il a fallu que la directrice de l'école l'obligeât à rester chez elle. Mais sa présence au milieu d'enfants de son âge avait suffi pour contaminer ses petites camarades, et au moment de ma visite (4 novembre) il y avait 15 cas d'angine diphtérique, 5 garçons et 9 filles. L'isolement des enfants et par suite le licenciement des classes pour un mois s'imposaient. Quinze jours après, je fus de nouveau envoyé à Givarlais pour de nouveaux cas de diphtérie. Quelle ne fut pas ma surprise ! Aucune des mesures que j'avais prescrites n'avait été prise et la confirmation officielle du licenciement que j'avais provisoirement ordonné n'était pas arrivée. De sorte que l'instituteur ne recevant pas l'ordre de maintenir le licenciement avait repris ses cours huit jours après. 4 nouveaux cas s'étaient manifestés. Il y eut un seul décès; mais, sur 63 élèves, 19 furent atteints ». Une pareille négligence est bien blâmable. Le maire d'une petite commune n'a-t-il pas l'autorité nécessaire pour fermer les écoles ?

Nous retrouvons le même vœu exprimé dans le rapport du D'Mignot (de Chantelle) qui demande « que le médecin des épidémies soit investi du pouvoir de faire fermer les écoles qu'il vient de visiter, aussitôt qu'il le juge nécessaire, en attendant la sanction administrative ».

Le D' Alirol signale la fréquence des épidémies de diphtérie dans l'arrondissement du Puy (Haute-Loire) depuis l'année 1895. Il pense avec raison que ces épidémies successives reconnaissent pour causes l'impossibilité absolue d'obtenir la désinfection des locaux contaminés, le refus des populations pour les vaccinations préventives, et l'hostilité des municipalités à l'égard de toute mesure d'assainissement, sans parler de l'obstination des maires à ne pas signaler les cas de maladies contagieuses. L'épidémie de 1901 fut très meurtrière . Sur 50 cas survenus à Saint-Étienne-du-Vigan (500 habitants) 12 enfants non injectés ont succombé; les 38 autres furent injectés et ont donné une mortalité de 7. Dans ces cas mortels, les injections avaient· été faites tardivement. L'épidémie s'étendit à d'autres communes.

Le D' Blusson signale dans son rapport 103 cas de diphtérie, avec 26 décès, dans l'arrondissement de Brive, et portant sur 11 communes. Notre confrère fait remarquer que presque tous les cas mortels ont été traités tardivement par le sérum.

Le D' Levassort donne la relation d'une épidémie qui a sévi du 27 mai au 30 juin à Saint-Martin-d'Ecubley (arrondissement de Mortagne). Il n'y eut que 6 enfants atteints ; le premier seul, atteint d'une forme toxique et traité tardivement par le sérum, mourut. L'épidémie se propagea à 3 communes voisines, et y fit 3 victimes sur 18 cas. Notre confrère se plaint de la lenteur avec laquelle le médecin des épidémies est avisé de l'apparition de la maladie dans sa circonscription.

La diphtérie est signalée dans 24 communes de l'arrondissement de Dunkerque (138 cas, 32 décès) par le Dr Reumaux qui fait cette remarque que la maladie sévit presque tous les ans dans les mêmes communes : « Sous une influence quelconque, notamment le froid humide, les germes se réveillent et la maladie recommence ; d'où la nécessité absolue de désinfecter les locaux contaminés. » Notre confrère attend avec impatience la promulgation de la loi qui rendra la désinfection obligatoire.

Le Dr Decouvelaère (d'Hazebrouck) dit dans son rapport que la diphtérie est entretenue dans certaines localités du Nord par le défaut d'isolement des malades.

Le Dr Manouvriez relate une épidémie qui a débuté à l'école maternelle de la rue Jehan-de-Liège (Valenciennes), et qui s'est éteinte à la fermeture de l'école.

Le rapport du Dr Balestre enregistre 104 cas de diphtérie déclarés, avec 40 décès, pour le département des Alpes-Maritimes.

Dans l'arrondissement d'Autun, la diphtérie, constatée dans 24 communes, a fait l'objet de 57 déclarations, mais le Dr Boquin a pu retrouver, par ses enquêtes personnelles, 40 cas non déclarés, ce qui donne un total de 97 cas, dont 29 suivis de décès.

Le Dr Chabenat signale trois épidémies de diphtérie dans l'arrondissement de La Châtre, ayant donné 70 cas, avec 11 décès. La plupart des malades ont été soignés par les injections de sérum Roux, mais quelques-uns trop tardivement.

Dans l'arrondissement de Saint-Omer, le Dr P. Mantel relève 74 cas de diphtérie. Dans une seule commune il y eut 27 cas, avec 5 décès.

Dans une commune du Pas-de-Calais, une petite épidémie de

6 cas qui fut arrêtée par les injections préventives. Tous les enfants fréquentant les écoles (180) furent inoculés.

Dysenterie. — Le Dr Rayer a adressé un rapport très documenté sur une épidémie de dysenterie qui a régné du 5 juillet au 30 août dans la commune de Tosny (Eure). Sur 185 habitants, 68 ont été atteints, et 4 sont morts. Notre confrère a recherché les causes de cette épidémie qui semble être née sur place, car les premiers atteints n'avaient pas quitté le village depuis plusieurs mois. Il est en outre bien établi que la dysenterie n'avait pas fait d'apparition à Tosny, de mémoire d'homme. Notre confrère, ne pouvant rattacher cette épidémie ni à l'alimentation, ni à la température, s'est demandé si la cause occasionnelle ne provenait pas des perturbations météorologiques qui se sont produites du 29 juin au 2 juillet, c'est-à-dire quelques jours avant l'éclosion des premiers cas. Ces perturbations qui ont fait tourner et sûrir le lait en un instant ont dû agir, dit M. Rayer, en très peu de temps sur les micro-organismes de l'atmosphère ou de la partie superficielle du sol; elles ont fait éclore les spores qui ont été transportées par les pluies dans les prises d'eau, ou, la sécheresse survenant après l'orage, jetées de tous côtés par le vent. Une recrudescence de l'épidémie se produisit après un nouvel orage. M. Rayer a joint à son rapport des tableaux où sont relatées les observations faites à la sucrerie des Andelys (distante de quelques kilomètres de Tosny) sur la quantité d'eau tombée chaque jour, sur l'état barométrique, les températures maxima et minima de l'atmosphère et du sol à 20 centimètres de profondeur, et il les a comparés aux tableaux de l'année précédente. Sa manière d'interpréter la genèse de cette épidémie de dysenterie est très acceptable.

Le Dr Courtade a observé une épidémie de dysenterie à Outarville (Loiret) et il en a surtout étudié les causes. Du 29 juillet au 25 avril, 18 personnes furent atteintes dans cette commune, les villages voisins

4

restant indemnes. Notre confrère s'est livré à une enquête sur les commencements et la propagation de cette petite épidémie locale. Il la rattache à l'ingestion immodérée d'une eau suspecte provenant d'un puits communal. Pour quelques cas en cours de l'épidémie, il admet la possibilité de la contagion, mais sans pouvoir le démontrer d'une façon positive.

Le Dr Prouff signale une épidémie de dysenterie à Morlaix et dans les communes suburbaines. En 1899 la dysenterie avait régné dans l'arrondissement de Morlaix, elle avait atteint 157 personnes et produit 57 décès. — L'épidémie de 1901 fut moins meurtrière : sur 100 cas déclarés, il n'y eut que 14 décès. Les 5 premiers décès se produisirent sur une même cour, dans des taudis sans air, sans latrines. Les matières étaient vidées sur le sol ou dans le ruisseau central. Le Dr Prouff émet sur la propagation de la dysenterie une opinion qui doit renfermer une grande part de vérité. Il croit que la dysenterie ne se propage pas habituellement par l'eau, mais faute d'eau, par contagion directe, par coprophagie.

Le Dr Evrard signale une épidémie de dysenterie à Épernay pendant les mois d'août, septembre et octobre. Elle a causé 9 décès sur 80 cas. Le 31e régiment de dragons a fourni 60 cas. M. Evrard attribue cette épidémie aux émanations des épandages des tinettes du quartier faits à l'air libre, à 300 mètres du casernement. Dans la population civile la moitié des cas se sont produits au voisinage de la caserne. — Un petit foyer de dysenterie (10 cas, 3 décès) est signalé à la même date dans un village des environs d'Épernay.

Le Dr Albert Lévy, médecin-major, a observé une épidémie de dysenterie au 42e régiment d'infanterie, caserné à Belfort, du 18 juillet au 28 août, 67 hommes ont été atteints, sur un effectif de 1.600. Il y eut 4 décès. Ne pouvant trouver la cause de cette épidémie dans l'état du casernement, notre confrère croit pouvoir la rapporter à l'usage d'une eau contaminée, au cours d'un exercice en campagne.

Le D^r des Mesnard signale une épidémie de dysenterie à Saintes. Elle a duré un mois (septembre) et semble avoir pris naissance à la caserne de la marine où il y a eu plusieurs cas graves suivis de décès; 20 cas se sont produits aux environs de la caserne.

La dysenterie s'est montrée dans le canton de Montréjeau au moment des grandes chaleurs. Plus de 80 sujets ont été frappés et une quinzaine sont morts (Dr Ollé).

Le Dr Troyon signale une épidémie de dysenterie dans une commune de l'arrondissement de Rethel; il l'attribue à l'usage de l'eau d'une citerne; 15 personnes ont été atteintes.

Gastro-entérite. — M. le médecin-major Marotte a observé une épidémie de gastro-entérite qui a débuté le 27 janvier 1902, brusquement, dans la garnison d'Auxonne. La maladie était caractérisée par des coliques violentes accompagnées d'évacuations liquides abondantes, bilieuses, sans mucosités ni sang, et par des vomissements. Le premier jour 8 hommes furent atteints, le second 34, le troisième 89, le quatrième 74, le cinquième 55. le sixième 28, le septième 12, et le huitième jour 21. Quelques cas jusqu'au 20 février. Au total 345 hommes atteints sur un effectif de 1691. La population civile était elle-même frappée dans des conditions identiques. M. Marotte reconnaît à cette épidémie une origine hydrique. L'eau d'alimentation est fournie à la ville d'Auxonne par la source du Loup, et cette source est facilement polluée après les fortes pluies. A la suite de la chute de neige du 26 janvier, c'est-à-dire la veille du début de l'épidémie, l'eau devint ocreuse. Divers échantillons prélevés le 5 février la firent déclarer impure et contenant des germes putrides. L'hypothèse de M. Marotte sur l'origine hydrique de cette épidémie est très vraisemblable.

Fièvre aphteuse. — Le Dr Subercaze (de la Ferté-Alais) a été frappé de la coexistence de nombreux cas de stomatite aphteuse et d'aphtes cutanés chez l'homme dans le cours d'une épizootie de fièvre aphteuse qui régnait sur les bovidés depuis cinq ans. Ses observations sont au nombre de 57 et portent sur des nourrissons, des enfants et des adultes. Plusieurs fois, les membres d'une même famille ont été atteints simultanément. Après une incubation très courte, cette affection se caractérise par le développement, presque toujours sur la muqueuse buccale, mais souvent aussi sur la peau des mains et des avant-bras, de vésicules à contenu séreux qui se crèvent au bout de trois ou quatre jours en laissant des ulcérations. Les phénomènes généraux (fièvre, abattement) précèdent l'éruption et cessent dès qu'elle apparaît. Chez les nourrissons, on observe de la diarrhée et des vomissements. M. Subercaze considère cette fièvre aphteuse chez l'homme comme une maladie contagieuse et inoculable. Ces idées, dit-il, ne sont pas suffisamment admises. Aussi réclame-t-il des mesures prophylactiques rigoureuses contre la propagation de cette maladie. D'après lui, la contagion peut s'effectuer par l'ingestion de lait provenant de vaches infectées, et par le contact avec le liquide des ulcérations de la cocotte chez les animaux malades. L'ingestion du lait contaminé produirait les aphtes buccaux. M. Subercaze propose que le lait provenant de toute vache déclarée atteinte de fièvre aphteuse soit jeté et ne puisse être livré à la consommation. Sans être virulent par lui-même, ce lait le devient s'il est souillé par la sérosité provenant des ulcérations mammaires. L'ébullition ne doit pas être considérée comme capable de détruire tous les germes. Il demande que tout objet, cuiller, hochet, tétine, linge, qui a servi à un malade soit soumis à une désinfection efficace. On devrait recommander aux personnes qui approchent les bêtes malades de faire un lavage antiseptique des mains après chaque contact. La police sanitaire, dit Mʳ Subercaze, est très énergique contre la fièvre aphteuse des animaux.

Il serait bon que nous fussions aussi bien armés que les vétéri-
naires.

Les épidémies de *varicelle,* de *coqueluche* et d'*oreillons* n'ont donné
lieu à aucune relation digne d'être notée.

II.

VŒUX RELATIFS AU FONCTIONNEMENT DU SERVICE DES ÉPIDÉMIES

Un premier point à mettre en lumière est le suivant. Il importerait que le service d'information fût considérablement perfectionné·
Il est évident que la première condition pour lutter efficacement contre
les épidémies, pour les enrayer dès le début de leur développement,
pour en limiter l'extension, est d'être renseigné d'une façon très
complète et très rapide sur l'apparition des premiers cas. Il y aurait
donc un très grand intérêt à ce que l'ensemble du service d'information fonctionnât d'une façon convenable. Or, j'ai déjà suffisamment
indiqué, au commencement de ce rapport, combien il est défec-
tueux.

Il est nécessaire que la loi du 30 novembre 1892 sur la déclaration des maladies contagieuses soit obéie. Peut-être serait-il à
désirer que cette loi fût révisée de telle façon que l'obligation de la
déclaration incombât non au médecin, fonctionnaire malgré lui et
par conséquent peu disposé à obéir, mais aux familles des malades,
comme cela est pratiqué pour la déclaration des décès et des nais-
sances.

Mais la loi actuelle étant maintenue, certaines dispositions
administratives pourraient la rendre plus efficace au point de vue de
la protection sanitaire.

Comme le demande le Dr Ott (de Lillebonne), le médecin des épidémies devrait être informé des déclarations faites, en même temps que la mairie et la sous-préfecture. Actuellement, il n'est informé qu'à la fin de chaque mois par un état récapitulatif qui lui est adressé. Or, en temps d'épidémie, il n'est pas tenu au courant, avec ce système, du développement de l'épidémie, de la production des cas nouveaux et surtout de leur localisation. Il est, de ce fait, dans l'impossibilité de suivre les progrès d'une épidémie, d'en renseigner exactement l'administration et quelquefois de prendre ou de suggérer à la municipalité d'une commune, des mesures utiles.

Il serait bon aussi que les instituteurs et les institutrices prévinssent directement les médecins des épidémies des cas de maladies contagieuses qui se produisent parmi leurs élèves.

La statistique des maladies épidémiques devrait être établie dans chaque arrondissement, comme l'a déjà demandé M. Laveran, sur des imprimés de même modèle.

Ne serait-il pas à souhaiter aussi que les médecins militaires déclarassent les cas de maladies épidémiques qui surviennent dans les corps de troupes, non seulement comme ils le font maintenant à l'autorité militaire, mais encore à l'autorité civile qui aurait tant d'intérêt à les connaître ?

Il importerait enfin qu'il y eût dans les villages comme dans les villes un service convenable de vérification de décès ; car, pour se faire une idée de l'importance relative des diverses maladies comme fréquence et comme gravité, pour étudier aussi leur répartition, il serait extrêmement important d'être renseigné aussi exactement que possible sur les causes des décès. Toute statistique, même approximative, est jusqu'ici impossible en l'absence de certificats médicaux mentionnant les causes de ces décès.

Tels sont les moyens qui pourraient dans une certaine mesure corriger les imperfections du service d'information.

En terminant, nous émettons le vœu que l'enseignement de l'hygiène soit élargi et répandu non seulement dans les lycées et collèges, mais dans les écoles primaires. Comme aucune modification ne peut être tentée sans que le public y ait été préparé, on ferait ainsi pénétrer dans les esprits des connaissances éminemment utilitaires et l'administration trouverait plus de facilité à faire appliquer des mesures qui seraient mieux comprises.

PROPOSITIONS DE RÉCOMPENSES (1)

Rappels de médailles d'or.

M. le Dr BERTIN, à Nantes : *Étude sur la situation sanitaire de l'arrondissement de Nantes pendant l'année 1900.*

M. le Dr BLANQUINQUE, à Laon : *Rapport sur les épidémies du département de l'Aisne pendant l'année 1901.*

M. le Dr CHABENAT, à La Châtre : *Rapport sur les épidémies de l'arrondissement de La Châtre pendant l'année 1901.*

M. le Dr LEGÉE, à Abbeville : *Rapport sur les épidémies de l'arrondissement d'Abbeville pendant l'année 1901.*

, M. le D^r LE ROY DES BARRES, à Saint-Denis : *Rapport sur les travaux des Commissions d'hygiène du département de la Seine et des communes de Saint-Cloud, Sèvres et Meudon pendant l'année 1900.*

M. le Dr MANOUVRIEZ, à Valenciennes : *Rapport général sur les épidémies de l'arrondissement de Valenciennes pendant l'année 1901.*

---

(1) Ces récompenses ont été accordées par arrêté de M. le président du Conseil, ministre de l'intérieur et des cultes, du 18 décembre 1902, publié au *Journal officiel de la République française* du 14 janvier 1903.

Médailles de vermeil.

M. le Dr Foucault, à Fontainebleau : *Rapport sur les épidémies de l'arrondissement de Fontainebleau pendant l'année 1901.*

M. le Dr Gorez, à Lille : *Rapport général sur les épidémies du département du Nord pendant l'année 1901.*

M. le Dr Pujos, à Auch : *Rapport sur les épidémies du département du Gers pendant l'année 1901.*

M. le Dr Rayer, aux Andelys : *Rapport sur les épidémies de l'arrondissement des Andelys pendant l'année 1901. Rapport sur une épidémie de dysenterie qui a régné depuis le 5 juillet 1900 jusqu'au 30 avril 1901 dans la commune de Tosny (Eure).*

Rappels de médailles de vermeil.

M. le Dr André, à Toulouse : *Rapport sur les épidémies, de l'arrondissement de Toulouse pendant l'année 1901.*

M. le Dr Balestre, à Nice : *Rapport sur les épidémies du département des Alpes-Maritimes pendant l'année 1901.*

M. le Dr Boquin, à Autun : *Rapport sur les épidémies de l'arrondissement d'Autun pendant l'année 1901. Rapport trimestriel sur l'état sanitaire de cet arrondissement.*

M. le Dr Comte, médecin-major de 1re classe à l'hôpital militaire de Nancy : *Les fièvres éruptives dans la garnison de Nancy de 1900 à 1902.*

M. le Dr OLLÉ, à Saint-Gaudens : *Rapport sur les épidémies de l'arrondissement de Saint-Gaudens pendant l'année 1901.*

M. le Dr VERGELY, à Bordeaux : *Rapport sur les épidémies du département de la Gironde pendant l'année 1901.*

Médailles d'argent.

M. le Dr BERGOUNIOUX, médecin-major de 1re classe à l'hôpital militaire Bégin, à Saint-Mandé : *Compte rendu des épidémies observées dans la garnison de Tulle du 1er janvier 1894 au 31 décembre 1899.*

M. le Dr BILLET, médecin-major de 1re classe à l'hôpital militaire de la division de Constantine : *Un cas de typhus récurrent à Constantine. Sur quelques formes anormales du paludisme. Contribution à l'étude du paludisme et de son hématozoaire en Algérie.*

M. le Dr DESGRANGES, à Marchenoir : *Étude sur les maladies épidémiques du canton de Marchenoir en 1901-1902.*

M. le Dr LECORRE, médecin principal de 1re classe des troupes coloniales : *Rapport médical sur l'épidémie de fièvre jaune au Sénégal de 1900-1901.*

M. le Dr SUBERCAZE, à La Ferté-Alais : *Note sur la fièvre aphteuse, maladie générale, épidémique, infectieuse.*

MM. les Drs THIERRY et BERTAIL, à Ancy-le-Franc : *Épidémie de diphtérie observée dans le canton d'Ancy-le-Franc (Yonne).*

Rappels de médailles d'argent.

M. le Dr BAUDIN, à Besançon : *L'épidémie typhoïde de août à octobre 1901 observée à Besançon.*

M. le Dr COURTADE, à Outarville : *Une épidémie de dysenterie observée à Outarville en 1901.*

M. le Dr FICATIER, à Bar-le-Duc : *Rapport sur les épidémies de l'arrondissement de Bar-le-Duc pendant l'année 1901.*

M. le Dr FROTTIER, au Havre : *Rapport sur les épidémies de l'arrondissement du Havre pendant l'année 1901.*

M. le Dr LEGROS, à Rochefort : *Rapport sur les épidémies de l'arrondissement de Rochefort pendant l'année 1901.*

M. le Dr MATHIEU, à Vassy : *Rapport sur les épidémies de l'arrondissement de Vassy pendant l'année 1901.*

M. le Dr OLIVIER, médecin-major de 1re classe, médecin des salles militaires de l'hospice mixte de Besançon : *Épidémie de fièvre typhoïde de la garnison de Besançon pendant les mois d'août et septembre 1901.*

Médailles de bronze.

M. le Dr BRAULT, à Alger : *Note sur la fièvre bilieuse hémoglobinurique en Algérie. Marche de la température dans les formes intermittentes de la malaria dans les pays chauds.*

M. le Dr BUSSIÈRE, médecin-major de 2ᵉ classe des troupes coloniales : *Le choléra asiatique dans les établissements français de l'Inde en 1900. Causes de ses manifestations endémo-épidémiques. Mesures prises par le service de santé.*

M. le Dr CAILLET, à Amboise : *La fièvre typhoïde à Amboise de 1896 à 1901.*

M. le Dr CAUVET, médecin-major de 2ᵉ classe au 12ᵉ régiment de cuirassiers, à Lunéville : *Étude sur une épidémie de fièvre typhoïde au 12ᵉ régiment de cuirassiers.*

M. le Dr CERNÉ, à Rouen : *Rapport sur une épidémie de fièvre typhoïde à Barentin (Seine-inférieure).*

M. le Dr COURGEY, à Ivry-sur-Seine : *Épidémiologie à Ivry-sur-Seine de 1877 à 1899.*

M. le Dr GUÉRIN, à Blois : *Rapport sur les endémies et les épidémies de l'arrondissement de Blois pendant l'année 1901.*

M. le Dr LERAY, à Rennes : *Rapport sur les épidémies du département d'Ille-et-Vilaine pendant l'année 1901.*

M. le Dr MATHÉ, à Paris : *La sérothérapie préventive de la diphtérie, son état actuel, ses indications.*

M. le Dr OLLIVIER, à Dinan : *Rapport sur les épidémies de l'arrondissement de Dinan pendant l'année 1901.*

M. le D^r PIC, à Lyon : *Rapport sur les épidémies du département du Rhône pendant l'année 1901.*

M. le Dr PROUFF, à Morlaix : *Rapport sur les épidémies de l'arrondissement de Morlaix pendant l'année 1901.*

M. le Dr SALLE, médecin-major de 1re classe à l'hôpital militaire Bégin, à Saint-Mandé : *La dysenterie dans la garnison de Vincennes en 1900.*

M. le Dr TROYON, à Rethel : *Rapport sur les épidémies de l'arrondissement de Rethel pendant l'année 1901.*

M. le Dr VASSAL, médecin-major de 2e classe des troupes coloniales, directeur du laboratoire de bactériologie, à La Réunion : *La sérothérapie de la peste bubonique. Épidémie du Port (Réunion) en 1900-1901.*

M. LAVIALLE, instituteur, à Juillac (Corrèze) : *Rapport sur une épidémie de rougeole dans l'arrondissement de Brive pendant l'année 1901. Services que peut rendre un instituteur en temps d'épidémie.*

Rappels de médailles de bronze.

M. le Dr ALIROL, au Puy : *Rapport sur les épidémies de l'arrondissement du Puy pendant l'année 1901.*

M. le Dr BLUSSON, à Larche : *Rapport sur les épidémies de l'arrondissement de Brive pendant l'année 1901.*

M. le Dr BRUNCHER, à Batna : *Une série d'épidémies de typhus exanthématique dans l'arrondissement de Batna de 1895 à 1902.*

M. le Dr CASSEDEBAT, médecin-major de 1re classe au 23e régiment d'artillerie, à Toulouse : *Épidémie de scarlatine observée au 23e régiment d'artillerie en 1901.*

M. le D^r DE LACROIX. à Lisieux : *Rapport sur les épidémies de l'arrondissement de Lisieux pendant l'année 1901.*

M. le Dr ÉVRARD, à Épernay : *Rapport sur les épidémies de l'arrondissement d'Épernay pendant l'année 1901.*

M. le Dr GAUTHIER, à Charolles : *Rapport sur les épidémies de l'arrondissement de Charolles pendant l'année 1901.*

M. le Dr LAFFORGUE (Évariste), médecin-major de 2e classe au 86e régiment d'infanterie, au Puy : *La fièvre estivo-automnale des pays chauds dans les hauts plateaux d'Algérie.*

M. le Dr LEVASSORT, à Mortagne : *Rapport sur les épidémies de l'arrondissement de Mortagne pendant l'année 1900.*

M. le Dr LÉVY (Albert), médecin-major de 1re classe au 42e régiment d'infanterie, à Belfort : *Les épidémies en 1901 au 42e régiment d'infanterie.*

M. le Dr MOUGEOT, médecin du service local de la Cochinchine, à Saïgon : *Assainissement. Rapport de la délégation nommée par le conseil municipal en 1901.*

M. le D^r OTT, à Lillebonne : *Rapport sur les épidémies du canton de Lillebonne pendant l'année 1901.*

M. le Dr SAINT-MARTIN, médecin-major de 2^c classe au 150e régiment d'infanterie, à Verdun : *Épidémiologie générale de la garnison de Verdun de 1880 à 1900. Étude des maladies épidémiques en 1901.*

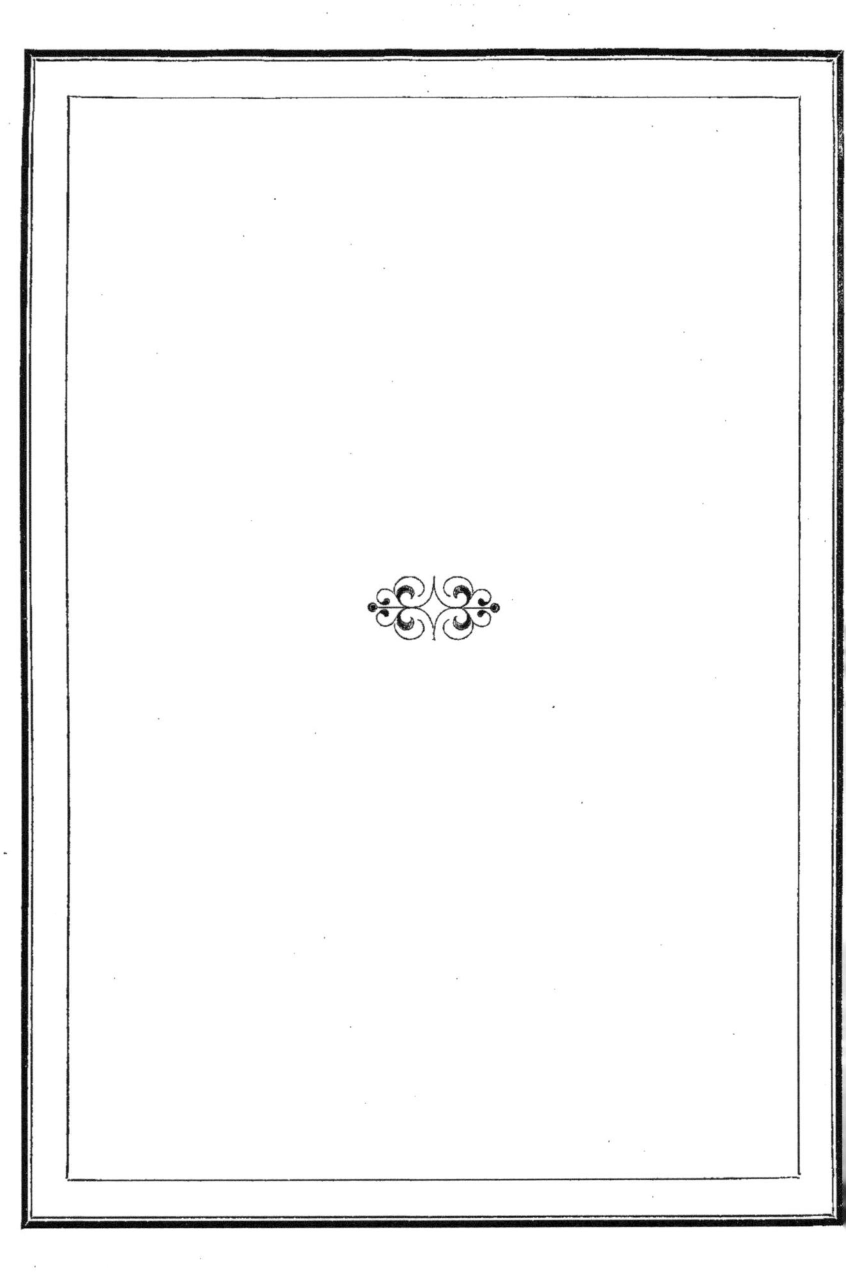